BEI GRIN MACHT SICH IHR WISSEN BEZAHLT

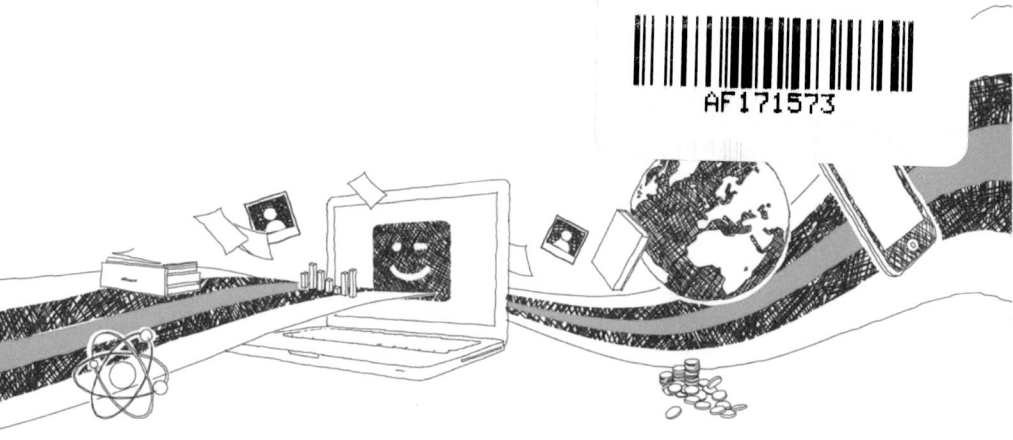

- Wir veröffentlichen Ihre Hausarbeit, Bachelor- und Masterarbeit

- Ihr eigenes eBook und Buch - weltweit in allen wichtigen Shops

- Verdienen Sie an jedem Verkauf

Jetzt bei www.GRIN.com hochladen und kostenlos publizieren

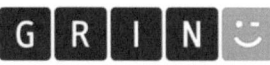

Bibliografische Information der Deutschen Nationalbibliothek:

Die Deutsche Bibliothek verzeichnet diese Publikation in der Deutschen Nationalbibliografie; detaillierte bibliografische Daten sind im Internet über http://dnb.d-nb.de/ abrufbar.

Dieses Werk sowie alle darin enthaltenen einzelnen Beiträge und Abbildungen sind urheberrechtlich geschützt. Jede Verwertung, die nicht ausdrücklich vom Urheberrechtsschutz zugelassen ist, bedarf der vorherigen Zustimmung des Verlages. Das gilt insbesondere für Vervielfältigungen, Bearbeitungen, Übersetzungen, Mikroverfilmungen, Auswertungen durch Datenbanken und für die Einspeicherung und Verarbeitung in elektronische Systeme. Alle Rechte, auch die des auszugsweisen Nachdrucks, der fotomechanischen Wiedergabe (einschließlich Mikrokopie) sowie der Auswertung durch Datenbanken oder ähnliche Einrichtungen, vorbehalten.

Impressum:

Copyright © 2018 GRIN Verlag
Druck und Bindung: Books on Demand GmbH, Norderstedt Germany
ISBN: 9783668632400

Dieses Buch bei GRIN:

https://www.grin.com/document/412036

Irina Wolinski

Die Zuckerkrankheit. Eine Auswertung des 1. Saarländischen Diabetes-Präventionstages

GRIN Verlag

GRIN - Your knowledge has value

Der GRIN Verlag publiziert seit 1998 wissenschaftliche Arbeiten von Studenten, Hochschullehrern und anderen Akademikern als eBook und gedrucktes Buch. Die Verlagswebsite www.grin.com ist die ideale Plattform zur Veröffentlichung von Hausarbeiten, Abschlussarbeiten, wissenschaftlichen Aufsätzen, Dissertationen und Fachbüchern.

Besuchen Sie uns im Internet:

http://www.grin.com/

http://www.facebook.com/grincom

http://www.twitter.com/grin_com

Inhaltsverzeichnis

1 ÜBERPRÜFUNG DER ZIELERREICHUNG 2

1.1 Prozentuale Teilnahmequote 2

1.2 Der mittlere Body-Mass-Index 3

1.3 Absolute und prozentuale Häufigkeiten bestimmter Variablen in Abhängigkeit des BMI 4

1.4 Zusammenhang zwischen dem Geschlecht und dem Auftreten der Risikovariablen 9

1.5 Zusammenfassung der Ergebnisse und Fazit 10

2 LITERATURVERZEICHNIS 12

3 ABBILDUNGS- UND TABELLENVERZEICHNIS 13

3.1 Abbildungsverzeichnis 13

3.2 Tabellenverzeichnis 14

1 Überprüfung der Zielerreichung

Im Nachfolgenden werden die im Rahmen des 1. Saarländischen Diabetes-Präventionstages gesammelten Daten anhand einer repräsentativen Stichprobe von 50 Teilnehmern statistisch ausgewertet.

Die Daten wurden von der Deutschen Hochschule für Prävention und Gesundheitsmanagement für das Modul „Interdisziplinär" des Studienganges Gesundheitsmanagement zur Verfügung gestellt.

1.1 Prozentuale Teilnahmequote

Die prozentuale Teilnahmequote wurde in Abhängigkeit von Alter und Geschlecht ermittelt. Die Stichprobe wurde in die Altersgruppen „unter 30", „30-39", „40-49", „50-59" und „über 60" unterteilt.

Die nachfolgende Abbildung (Abb. 1) stellt die Ergebnisse übersichtlich dar.

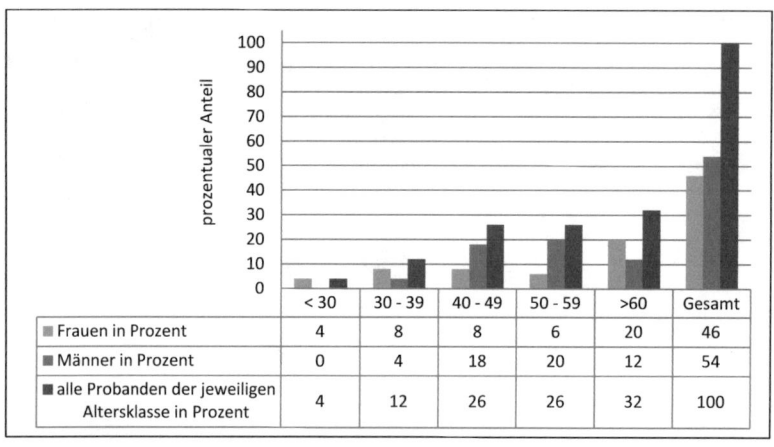

Abb. 1: Die prozentuale Teilnahmequote am 1. Saarländischen Diabetes-Präventionstag

Die anvisierte Zielgruppe des Diabetestages lag für beide Geschlechter im Altersbereich zwischen 15 und 59 Jahren, um bereits frühzeitig primärpräventiv auf die gesamte Bevölkerung einwirken zu können.

Lediglich 32 Prozent der Teilnehmer, davon 20 Prozent Frauen und 12 Prozent Männer, lagen nicht im Altersbereich der anvisierten Zielgruppe. Sie waren älter.

Die anvisierte Zielgruppe konnte erreicht werden, da 68 Prozent der Teilnehmer dem festgelegten Altersbereich entsprachen.

1.2 Der mittlere Body-Mass-Index

Für jede Altersgruppe und jedes Geschlecht wurde jeweils ein mittlerer Body-Mass-Index (BMI) errechnet. Dieser ist der nachstehenden Tabelle (Tab. 1) zu entnehmen.

Tab. 1: Der mittlere BMI in kg/m² (nach Alter und Geschlecht ermittelt)

Altersgruppe BMI der...	<30 Jahre	30-39 Jahre	40-49 Jahre	50-59 Jahre	>60 Jahre
... Männer in kg/m²	-	27,9	27	28,7	26,2
... Frauen in kg/m²	20,5	25,4	19,4	29,8	30,2

Um eine Beurteilung des BMI vornehmen zu können, wird in der nachfolgenden Tabelle (Tab. 2) die Klassifikation des BMI von Übergewicht und Adipositas bei Erwachsenen nach der World Health Organization (WHO) dargestellt.

Tab. 2: Klassifikation des BMI von Übergewicht und Adipositas bei Erwachsenen (modifiziert nach WHO, 2000, S. 9)

Kategorie	BMI in kg/m²
Untergewicht	< 18,5
Normalgewicht	18,5 – 24,9
Übergewicht	25 – 29,9
Adipositas Grad I	30 – 34,9
Adipositas Grad II	35 – 39,9
Adipositas Grad III	≥ 40

Der durchschnittliche BMI der Männer liegt in allen Altersbereichen über 25 kg/m² und unter 30 kg/m². Dieses Ergebnis wird der Kategorie Übergewicht zugeordnet.

Der durchschnittliche BMI der Frauen in den Altersbereichen unter 30 Jahren und 40 – 49 Jahren liegt zwischen 18,5 und 24,9 kg/m^2. Diese Altersbereiche werden der Kategorie Normalgewicht zugeordnet.

Der durchschnittliche BMI der Frauen der Altersgruppen 30 bis 39 Jahren und 50 bis 59 Jahren liegt zwischen den Grenzwerten 25 bis 29,9 kg/m^2. Diese Altersgruppen werden der Kategorie Übergewicht zugeordnet.

Der durchschnittliche BMI der Frauen der Altersbereichs ab 60 Jahre liegt in der Kategorie Adipositas Grad I, da der durchschnittliche BMI bei 30,2 kg/m^2 liegt.

Die Mehrheit der Teilnehmer hat einen zu hohen BMI und werden den Kategorien Übergewicht oder Adipositas Grad I zugeordnet.

1.3 Absolute und prozentuale Häufigkeiten bestimmter Variablen in Abhängigkeit des BMI

In Abhängigkeit des BMI wurden die absoluten und relativen Häufigkeiten folgender Variablen ermittelt:
1. Täglich 30 Minuten Bewegung
2. Täglicher Konsum von Obst und Gemüse
3. Einnahme von Medikamenten gegen Bluthochdruck und
4. ärztlich diagnostizierte zu hohe Blutzuckerwerte in der Vorgeschichte.

Zu beachten ist die Verteilung der Teilnehmeranzahl auf die Kategorien des BMI.
Von 50 Teilnehmern wiesen:
1. insgesamt 17 Männer und Frauen einen BMI bis 24,9 kg/m^2 (Unter- oder Normalgewicht),
2. 23 Probanden einen BMI zwischen 25 und 29,9 kg/m^2 (Übergewicht) und
3. 10 Personen einen BMI ab 30 kg/m^2 (Adipositas) auf.

Die absoluten Häufigkeiten werden in der nachfolgenden Tabelle (Tab. 3) dargestellt.

Tab. 3: Die absolute Häufigkeitsverteilung der Antworten auf die jeweiligen Variablen

Antwort auf Variable....	Anzahl der Teilnehmer mit einem...	BMI < 24,9 kg/m² (Teilnehmerzahl=17)	BMI 25,0 – 29,9 kg/m² (Teilnehmerzahl=23)	BMI >30 kg/m² (Teilnehmerzahl=10)
Täglich 30 min Bewegung	Ja	13	8	0
	Nein	4	15	10
Täglich Obst und Gemüse	Ja	13	9	2
	Nein	4	14	8
Medikamente wegen Bluthochdruck	Ja	1	16	10
	Nein	16	7	0
Zu hoher Blutzucker	Ja	0	5	7
	Nein	17	18	3

In den nachstehenden Abbildungen werden die prozentualen Häufigkeitsverteilungen der Antworten auf die jeweiligen Variablen (Abb. 2 bis Abb. 5) abgebildet.

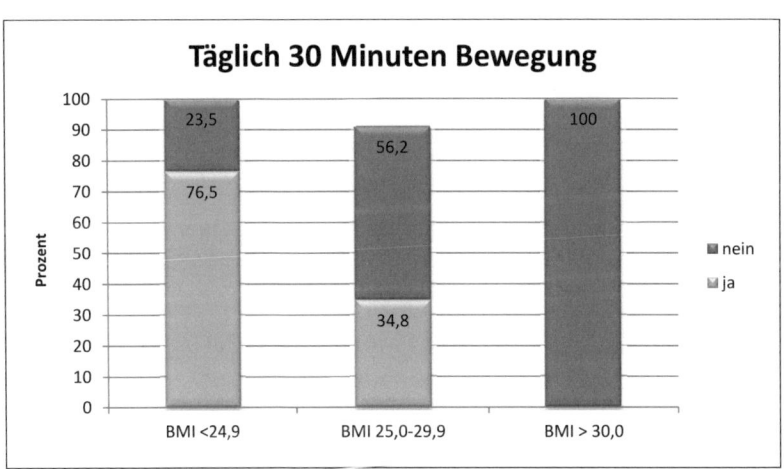

Abb. 2: Die prozentuale Häufigkeitsverteilung der Antworten auf die Variable "täglich 30 Minuten Bewegung"

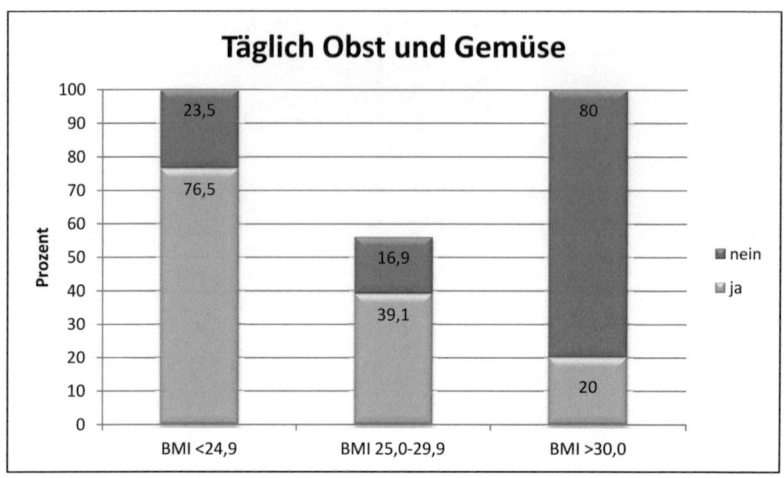

Abb. 3: Die prozentuale Häufigkeitsverteilung der Antworten auf die Variable "täglicher Konsum von Obst und Gemüse"

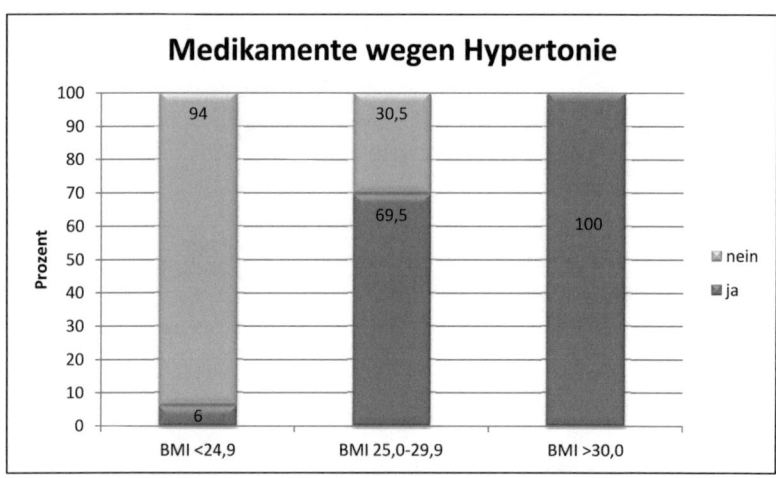

Abb. 4: Die prozentuale Häufigkeitsverteilung der Antworten auf die Variable "Einnahme von Medikamenten gegen Bluthochdruck"

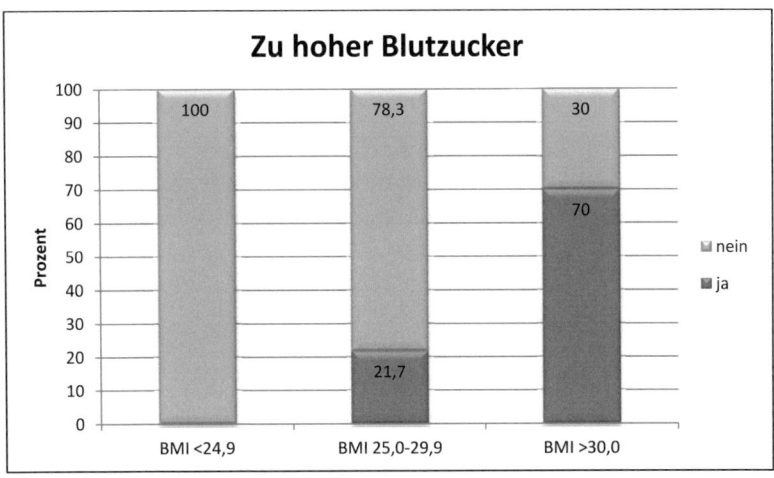

Abb. 5: Die prozentuale Häufigkeitsverteilung der Antworten auf die Variable "ärztlich diagnostizierte zu hohe Blutzuckerwerte"

Im nachstehenden wird eine Bewertung der Ergebnisse vorgenommen.

Die Ergebnisse der Variable „**täglich 30 Minuten Bewegung**" zeigen auf, dass je höher der BMI der Teilnehmer ist, umso weniger sind die Befragten körperlich aktiv. Während Probanden mit einem BMI unter 24,9 kg/m^2 auf die Frage der täglichen Bewegung von 30 min zu 76,5 Prozent mit "Ja" antworteten, waren es bei einem BMI zwischen 25,0 und 29,9 kg/m^2 nur noch 34,8 Prozent, die sich täglich 30 Minuten bewegen. Bei einem BMI über 30 kg/m^2 haben 100 Prozent der Teilnehmer auf die Frage nach der täglichen Bewegung von 30 Minuten mit „Nein" geantwortet.

Rütten und Pfeifer (2016, S. 32-33) geben eine Empfehlung für gesunde Erwachsene zwischen 18 und 65 Jahren ab. Diese richtet sich ebenfalls an Erwachsene „mit chronischen, aber die Mobilität nicht einschränkenden, Erkrankungen (z.B. Hypertonie oder Diabetes mellitus Typ 2) bei denen keine spezifischen Kontraindikationen für Bewegung vorliegt" (Rütten & Pfeifer, 2016, S. 32). Nach Einschätzung von Rütten und Pfeifer (2016) kann eine regelmäßige körperliche Aktivität, „bedeutsame Gesundheitswirkungen erzielen und die Risiken der Entstehung chronischer Erkrankungen reduzieren" (S.32). Es wird eine Mindestempfehlung ausgesprochen. Diese beinhaltet eine aerobe körperliche Aktivität mit einer moderaten Intensität von mindestens 150 Minuten pro Woche, z.B. fünf Mal 30 min pro Woche (Rütten & Pfeifer, 2016 S. 32).

Die Ergebnisse der Variable „**täglicher Konsum von Obst und Gemüse**" zeigen auf, dass je höher der BMI der Teilnehmer ist, umso weniger essen die Befragten täglich Obst und Gemüse. Während Probanden mit einem BMI unter 24,9 kg/m^2 auf die Frage des täglichen Konsums von Obst und Gemüse zu 76,5 Prozent mit "Ja" antworteten, waren es bei einem BMI zwischen 25,0 und 29,9 kg/m^2 nur noch 39,3 Prozent, die täglich Obst und Gemüse konsumieren. Bei einem BMI über 30 kg/m^2 waren es lediglich 20 Prozent der Befragten.

Die Deutsche Gesellschaft für Ernährung e.V. (DGE) gab im Jahr 2012 eine Stellungnahme zum Thema „Gemüse und Obst in der Prävention ausgewählter chronischer Krankheiten" heraus. Dabei wurde festgehalten, dass sich Diabetes mellitus Typ 2 „aus einer komplexen Interaktion zwischen genetischer Veranlagung und Lebensstil" (DGE, 2012, S. 12) entwickelt. Ein entscheidender Risikofaktor ist die Adipositas. Diese entsteht ebenfalls auf Grund eines ungünstigen Lebensstils mit Bewegungsmangel und Überernährung (DGE, 2012, S. 12). Die DGE (2012) analysierte die in der Literatur verfügbaren epidemiologischen Studien zum Thema „Gemüse und Obst in der Prävention ausgewählter chronischer Krankheiten". Dabei wurde festgestellt, dass eine mögliche Evidenz dafür besteht, „dass ein erhöhter Verzehr von Gemüse und Obst eine Körpergewichtszunahme verhindern kann" (DGE, 2012, S. 34). „Da Übergewicht der wichtigste Risikofaktor für Diabetes mellitus Typ 2 ist, könnte ein erhöhter Verzehr von Gemüse und Obst somit indirekt auch die Inzidenz von Diabetes mellitus Typ 2 reduzieren" (DGE, 2012, S. 34). Die DGE (2012) stellt jedoch fest, dass ein erhöhter Konsum von Obst und Gemüse „unabhängig vom Übergewicht mit wahrscheinlicher Evidenz keinen Einfluss auf das Risiko für Diabetes mellitus Typ 2" (DGE, 2012, S. 34) hat.

Die Ergebnisse der Variable „**Einnahme von Medikamenten gegen Hypertonie**" zeigen auf, dass je höher der BMI der Teilnehmer ist, umso häufiger Medikamente gegen Bluthochdruck eingenommen werden. Während Probanden mit einem BMI unter 24,9 kg/m^2 auf die Frage nach der Einnahme von Medikamenten gegen Bluthochdruck zu sechs Prozent mit "Ja" antworteten, waren es bei einem BMI zwischen 25,0 und 29,9 kg/m^2 69,5 Prozent. Bei einem BMI über 30 kg/m^2 haben 100 Prozent der Teilnehmer auf die Frage nach der Einnahme von Medikamenten gegen Hypertonie mit „Ja" geantwortet.

Schaaf (2011) betont, dass viele Medikamente potenziell diabetogen sind bzw. eine bereits bestehende Diabetes-Erkrankung verschlechtern können. Betablocker und Thiazide gelten als diabetogen, während ACE-Hemmer und AT$_1$-Rezeptorblocker weitgehend stoffwechselneutral sind und unter Umständen die Insulinsensitivität verbessern können.

„Betablocker erhöhen die Insulinresistenz und reduzieren die Insulinfreisetzung aus der Betazelle – nicht selektive vermutlich stärker als selektive Betablocker" (Schaaf, 2011, S. 45).

Die Ergebnisse der Variable „**ärztlich diagnostizierte zu hohe Blutzuckerwerte**" zeigen auf, dass je höher der BMI der Teilnehmer ist, umso häufiger zu hohe Blutzuckerwerte diagnostiziert werden. Während Probanden mit einem BMI unter 24,9 kg/m^2 auf die Frage nach ärztlich diagnostizierten zu hohen Blutzuckerwerten zu 100 Prozent mit "Nein" antworteten, waren es bei einem BMI zwischen 25,0 und 29,9 kg/m^2 21,7 Prozent, die bereits ärztlich diagnostizierte hoher Blutzuckerwerte angaben. Bei einem BMI über 30 kg/m^2 haben 70 Prozent der Teilnehmer auf die Frage nach zu hohen Blutzuckerwerten mit „Ja" geantwortet.

Alle Ergebnisse zeigen auf, dass ein ungünstiger Lebensstil und dessen Verhaltensweisen (rote Balken in den Diagrammen) im Zusammenhang mit einem erhöhten BMI stehen. Zu wenig Bewegung, ein geringer Konsum von Obst und Gemüse sowie die Einnahme von Medikamenten gegen Bluthochdruck begünstigen den Risikofaktor Übergewicht/Adipositas. Das Übergewicht/Adipositas ist ein entscheidender Risikofaktor von Diabetes mellitus Typ 2, der die Blutzuckerwerte negativ beeinflusst und die Erkrankung Diabetes mellitus begünstigt.

1.4 Zusammenhang zwischen dem Geschlecht und dem Auftreten der Risikovariablen

Die bereits in Kapitel 1.3 erwähnten Variablen werden nun in Abhängigkeit des Geschlechts betrachtet. Die Zustimmung (Antwort = ja) zu den jeweiligen Variablen wird graphisch dargestellt.
Zu beachten ist, dass die Verneinung (Antwort = nein) der Variablen „tägliche Bewegung" und „täglicher Konsum von Obst und Gemüse" ein Risikoverhalten anzeigt.
In der nachfolgenden Abbildung (Abb. 6) sind die Ergebnisse in prozentualer Häufigkeit dargestellt.

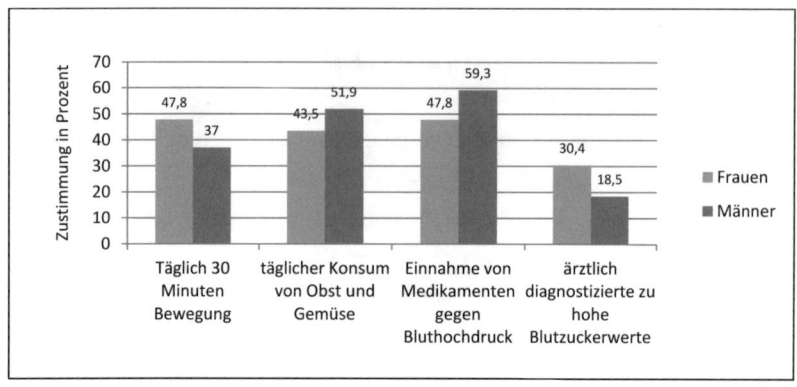

Abb. 6: Zusammenhang zwischen dem Geschlecht und den Risikovariablen

Lediglich 47,8 Prozent der Frauen und 37 Prozent der Männer gaben an, täglich 30 Minuten in Bewegung zu sein. Die Risikovariable „täglich 30 Minuten Bewegung" trat bei den Männern häufiger auf als bei den Frauen, da mehr Männer auf die Frage nach der täglichen Bewegung von 30 Minuten mit Nein antworteten als Frauen.

Einen täglichen Konsum von Obst und Gemüse geben mehr Männer (51,9 Prozent der Männer) als Frauen (43,5 Prozent der Frauen) an. Die Risikovariable „täglicher Konsum vom Obst und Gemüse" stellt sich mehr bei den Frauen als bei den Männern ein, da mehr Frauen auf die Frage nach dem täglichen Konsum von Obst und Gemüse mit Nein antworteten als Männer.

Die Einnahme von Medikamenten gegen Bluthochdruck erfolgte mehr bei Männern (59,3 Prozent der Männer) als Frauen (47,8 Prozent der Frauen). Diese Risikovariable trat bei Männern häufiger auf als bei Frauen.

Ärztlich diagnostizierte zu hohe Blutzuckerwerte gaben 30,4 Prozent der Frauen an, während nur 18,5 Prozent der Männer zu hohe Blutzuckerwerte angaben, sodass diese Risikovariable häufiger bei Frauen auftrat als bei Männern.

1.5 Zusammenfassung der Ergebnisse und Fazit

Der Diabetestag sollte Frauen und Männer im Alter zwischen 15 und 59 Jahren anvisieren, um bereits frühzeitig primärpräventiv auf die gesamte Bevölkerung einwirken zu können. 68 Prozent der Teilnehmer wiesen den festgelegten Altersbereich auf. Die anvisierte Zielgruppe konnte größtenteils erreicht werden.

Weitere Befragungen ergaben einen durchschnittlichen BMI der Männer in allen Altersbereichen über 25 kg/m^2 und unter 30 kg/m^2. Sie sind übergewichtig. Frauen in den Altersbereichen unter 30 Jahren und zwischen 40 und 49 Jahren wiesen einen durchschnittlichen BMI des Normalgewichts auf, während Frauen der Altersgruppen 30 bis 39 Jahren und 50 bis 59 Jahren dem Übergewicht zugeordnet sind. Weiterhin liegt der durchschnittliche BMI der Frauen des Altersbereichs ab 60 Jahre in der Kategorie Adipositas Grad I. Die Mehrheit der Teilnehmer hat einen zu hohen BMI und wird den Kategorien Übergewicht oder Adipositas Grad I zugeordnet.

Die Ergebnisse der Variablen „mindestens 30 Minuten Bewegung täglich", „täglicher Konsum von Obst und Gemüse", „Einnahme von Medikamenten gegen Bluthochdruck„ und „ärztlich diagnostizierte zu hohe Blutzuckerwerte" zeigen auf, dass ein ungünstiger Lebensstil und dessen Verhaltensweisen im Zusammenhang zum erhöhten BMI stehen. Betrachtet man die Variablen geschlechtsspezifisch, so kommt man zu folgenden Ergebnissen: Die Risikovariablen „zu wenig Bewegung" und „Einnahme von Medikamenten gegen Bluthochdruck" trat bei Männern häufiger auf als bei Frauen. Während die Risikovariablen „geringer Konsum vom Obst und Gemüse" und „ärztlich diagnostizierte zu hohe Blutzuckerwerte" häufiger bei Frauen als bei Männern auftrat.

Folglich ist festzuhalten, dass vermehrt Werbung für den Diabetestag im Altersbereich 15 bis 59 Jahren gestaltet werden muss, um die anvisierte Zielgruppe des Diabetestages verstärkt erreichen zu können. Ferner sollen sowohl Frauen als auch Männer auf einen gesunden Lebensstil und Verhaltensweisen aufmerksam gemacht werden, da beide Geschlechter Risikovariablen unterliegen. Die Primärprävention spielt eine wichtige Rolle, denn die Mehrheit der Besucher war bereits von Übergewicht/Adipositas betroffen und wies einen ungünstigen Lebensstil vor. Zu wenig Bewegung, ein geringer Konsum von Obst und Gemüse sowie die Einnahme von Medikamenten gegen Bluthochdruck begünstigen den Risikofaktor Übergewicht/Adipositas. Übergewicht und Adipositas ist ein entscheidender Risikofaktor von Diabetes mellitus Typ 2, welches die Blutzuckerwerte negativ beeinflusst und die Erkrankung Diabetes mellitus begünstigt.

2 Literaturverzeichnis

Deutsche Gesellschaft für Ernährung e.V. (Hrsg.) (2012). *Stellungnahme. Gemüse und Obst in der Prävention ausgewählter chronischer Krankheiten.* Zugriff am 23.12.2017. Verfügbar unter https://www.dge.de/fileadmin/public/doc/ws/stellungnahme/DGE-Stellungnahme-Gemuese-Obst-2012.pdf

Rütten, A. & Pfeifer, K. (Hrsg.). (2016). *Nationale Empfehlungen für Bewegung und Bewegungsförderung.* Zugriff am 21.12.2017. Verfügbar unter https://www.bundesgesundheitsministerium.de/fileadmin/Dateien/3_Downloads/B/Bewegung/Nationale-Empfehlungen-fuer-Bewegung-und-Bewegungsfoerderung-2016.pdf

Schaaf, L. (2011). Vorsicht: Diese Medikamente sind diabetogen. *MMW- Fortschritte der Medizin, 153* (37), 42–45.

World Health Organization. *Obesity - Preventing and Managing the Global Epidemic. Report of a WHO Consultation.* Zugriff am 19.12.2017. Verfügbar unter whqlibdoc.who.int/trs/WHO_TRS_894.pdf

3 Abbildungs- und Tabellenverzeichnis

3.1 Abbildungsverzeichnis

Abb. 1: Die prozentuale Teilnahmequote am 1. Saarländischen Diabetes-Präventionstag 2

Abb. 2: Die prozentuale Häufigkeitsverteilung der Antworten auf die Variable "täglich 30 Minuten Bewegung" 5

Abb. 3: Die prozentuale Häufigkeitsverteilung der Antworten auf die Variable "täglicher Konsum von Obst und Gemüse" 6

Abb. 4: Die prozentuale Häufigkeitsverteilung der Antworten auf die Variable "Einnahme von Medikamenten gegen Bluthochdruck" 6

Abb. 5: Die prozentuale Häufigkeitsverteilung der Antworten auf die Variable "ärztlich diagnostizierte zu hohe Blutzuckerwerte" 7

Abb. 6: Zusammenhang zwischen dem Geschlecht und den Risikovariablen 10

3.2 Tabellenverzeichnis

Tab. 1: Der mittlere BMI in kg/m^2 (nach Alter und Geschlecht ermittelt) 3

Tab. 2: Klassifikation des BMI von Übergewicht und Adipositas bei Erwachsenen (modifiziert nach WHO, 2000, S. 9) 3

Tab. 3: Die absolute Häufigkeitsverteilung der Antworten auf die jeweiligen Variablen 5

BEI GRIN MACHT SICH IHR WISSEN BEZAHLT

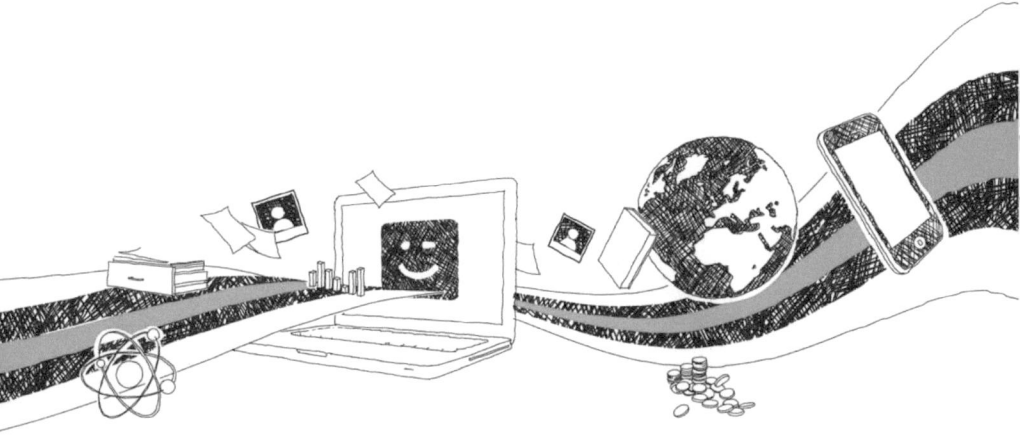

- Wir veröffentlichen Ihre Hausarbeit, Bachelor- und Masterarbeit

- Ihr eigenes eBook und Buch - weltweit in allen wichtigen Shops

- Verdienen Sie an jedem Verkauf

Jetzt bei www.GRIN.com hochladen und kostenlos publizieren

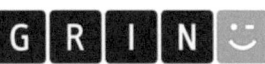

BEI GRIN MACHT SICH IHR WISSEN BEZAHLT

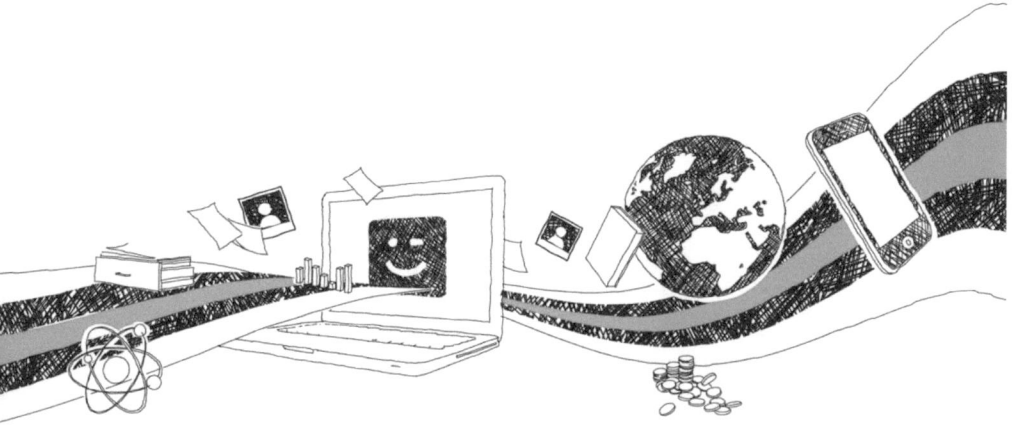

- Wir veröffentlichen Ihre Hausarbeit, Bachelor- und Masterarbeit

- Ihr eigenes eBook und Buch - weltweit in allen wichtigen Shops

- Verdienen Sie an jedem Verkauf

Jetzt bei www.GRIN.com hochladen und kostenlos publizieren

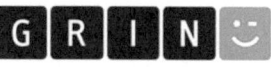

Bibliografische Information der Deutschen Nationalbibliothek:

Die Deutsche Bibliothek verzeichnet diese Publikation in der Deutschen Nationalbibliografie; detaillierte bibliografische Daten sind im Internet über http://dnb.d-nb.de/ abrufbar.

Dieses Werk sowie alle darin enthaltenen einzelnen Beiträge und Abbildungen sind urheberrechtlich geschützt. Jede Verwertung, die nicht ausdrücklich vom Urheberrechtsschutz zugelassen ist, bedarf der vorherigen Zustimmung des Verlages. Das gilt insbesondere für Vervielfältigungen, Bearbeitungen, Übersetzungen, Mikroverfilmungen, Auswertungen durch Datenbanken und für die Einspeicherung und Verarbeitung in elektronische Systeme. Alle Rechte, auch die des auszugsweisen Nachdrucks, der fotomechanischen Wiedergabe (einschließlich Mikrokopie) sowie der Auswertung durch Datenbanken oder ähnliche Einrichtungen, vorbehalten.

Impressum:

Copyright © 2015 GRIN Verlag
Druck und Bindung: Books on Demand GmbH, Norderstedt Germany
ISBN: 9783668745223

Dieses Buch bei GRIN:

https://www.grin.com/document/430140